U0201116

中华优秀传统文化中医药
知识启蒙系列青少年读物

主审 翟双庆

主编 王慧如

黄帝内经

少儿必读精选金句

自然哲理篇

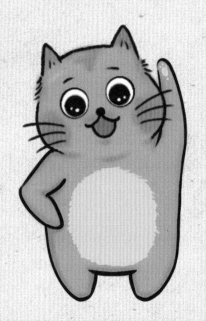

全国百佳图书出版单位
中国中医药出版社
·北京·

图书在版编目（CIP）数据

《黄帝内经》少儿必读精选金句：自然哲理篇 / 王慧如
主编 .—北京：中国中医药出版社，2023.8
（中华优秀传统文化中医药知识启蒙系列青少年读物）
ISBN 978-7-5132-8104-1

Ⅰ . ①黄… Ⅱ . ①王… Ⅲ . ①《内经》—青少年读物
Ⅳ . ① R221-49

中国国家版本馆 CIP 数据核字（2023）第 059558 号

中国中医药出版社出版

北京经济技术开发区科创十三街 31 号院二区 8 号楼
邮政编码 100176
传真 010-64405721
河北品睿印刷有限公司印刷
各地新华书店经销

开本 710×1000 1/16 印张 5.25 字数 100 千字
2023 年 8 月第 1 版 2023 年 8 月第 1 次印刷
书号 ISBN 978-7-5132-8104-1

定价 49.00 元
网址 www.cptcm.com

服 务 热 线 010-64405510
购 书 热 线 010-89535836
维 权 打 假 010-64405753

微信服务号 **zgzyycbs**
微商城网址 **https：//kdt.im/LIdUGr**
官 方 微 博 **http：//e.weibo.com/cptcm**
天猫旗舰店网址 **https：//zgzyycbs.tmall.com**

序

　　《黄帝内经》是中医四大经典之一，是我国医学宝库中现存成书最早的，也是非常重要的一部医学典籍。《黄帝内经》以生命为中心，包含哲学、天文、地理、历算等多个学科的丰富知识，是一部围绕生命问题展开的百科全书。它确立了中医学独特的理论体系，成为中国医药学发展的理论基础和源泉。

　　本书由我已毕业的博士生王慧如主编。《黄帝内经》成书于西汉后期，语言晦涩难懂，但本书用生动的表述，通过地丁猫与岐伯在阴阳国各处的见闻故事，将《黄帝内经》中重要的哲学思想——阴阳五行渗入其中；同时，本书通过介绍天地五方的地理、气候特点，自然四季的特点和养生知识，向孩子们传递"因地制宜""因时制宜"的重要理论，为孩子们建立起"天人相应"的整体观念。更让我觉得可贵的是，本书在传递知识的同时，将中医认识生命、健康和疾病的思维方式——象思维蕴含其中。

中医学是中华民族的宝贵财富，作为一门历史悠久的学科，其拥有丰富的文化底蕴、切实的临床疗效和深厚的科学内涵。《黄帝内经》的核心是中医理论的灵魂与关键，也是中医理论不断传承、不离其本的保障。这本《〈黄帝内经〉少儿必读精选金句：自然哲理篇》不仅能帮助孩子们建立健康的生活理念，还能让他们了解中华优秀传统文化的基本精神及中华民族的价值观念，同时潜移默化地培养他们正确的生命观、科学观及科学的思维方式；有利于提升青少年儿童的综合素质，树立正确的人生观、价值观，增强民族文化自信。

我愿意将这本书推荐给孩子们，希望孩子们在阅读后有所收获。

北京中医药大学内经学博士研究生导师

国家中医药管理局重点学科内经学科带头人

中华中医药学会内经学分会名誉主任委员

癸卯年夏于北京中医药大学

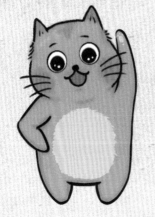

目 录

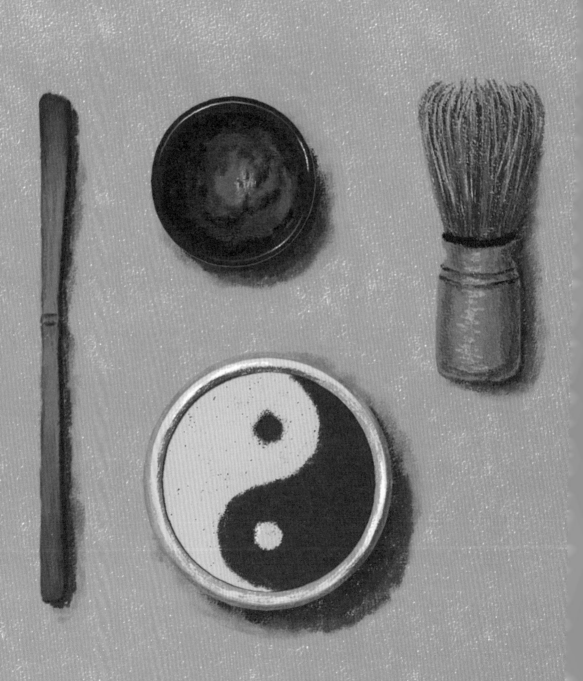

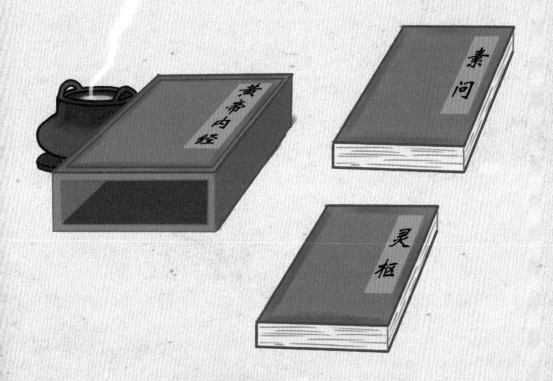

　　一个周末的下午，地丁猫闲来无事便去地丁书斋看书。看来看去，他被书架上一本厚重又略显神秘的古籍吸引了。这本书的封面上赫然写着"黄帝内经"四个大字。打开翻阅时，地丁猫发现这是一本中医典籍，他忽然回想起爷爷曾经说过，《黄帝内经》分为《灵枢》和《素问》两个部分，书中总结了很多中医的医学理论和养生哲理，记载着各种各样为人们治疗疾病的方法。

　　地丁猫的理想就是长大之后能够成为一名悬壶济世的医生。他对这本书越看越感兴趣，便将它带回了家。

　　晚上睡觉前，地丁猫又拿着《黄帝内经》看了起来，越看他的眼皮越重……突然，地丁猫的眼前出现了一道亮光，他慢慢睁开眼睛，自言自语道："我怎么睡着了？"

这时，一个和蔼的声音传来："孩子，你醒了？"

地丁猫这才发现床边坐着一位两鬓斑白、面容和蔼、身着深色长衫的老先生。地丁猫看看四周，发现自己身处一间茅草屋内，他疑惑地问道："您是谁？我在哪里？"

老先生答："我叫岐伯，是一位医学家，精于医术脉理。如果你看过《黄帝内经》，那么，你应该听过我的名字！你现在所在的地方是阴阳国。"

地丁猫满腹疑问："阴阳国？"

岐伯爷爷笑着说："孩子，你是第一次来这里吧！你叫什么名字呢？"

地丁猫做梦也没想到自己竟然能和岐伯爷爷对话，兴奋地大声回答道："我叫小地丁！爷爷说我们家世代行医，传到我爸爸这里，已经是第四代了。我从小耳濡目染，也知道一些中医知识。'地丁'是蒲公英之花，飞到哪里，就能在哪里生根发芽，爷爷给我取这个名字就是希望我将来能继承家业，并尽自己所能将中医药文化发扬光大！"

岐伯爷爷笑着说："哈哈哈！妙啊！妙啊！既然如此，我带你四处走走，参观一下阴阳国。这里处处都蕴含着中医哲理呢！"

阴阳之道与神奇的阳气

阴阳学说是中国古代重要的哲学思想之一。古代先哲将这一思想引入医学，以阴阳学说为中心构建了中医的藏象、经络、病因等医学理论及体系，并作为阴阳学说的基本内容，贯穿于《黄帝内经》始终。

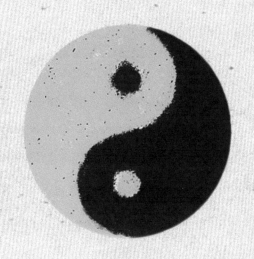

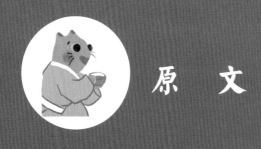

原 文

　　阴阳者，天地之道也，万物之纲纪，变化之父母，生杀之本始，神明之府也。

——《素问·阴阳应象大论》

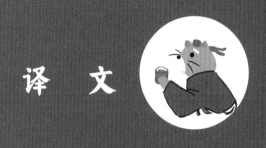

　　阴阳是对天地万物基本规律的概括，是认识分析事物的纲领，是事物变化的根基，是万物生死存亡的根源，是神明所藏之处，其中蕴含着很深的道理。

故　事

　　地丁猫刚走到城门口，路边一排排画有巨大太极图案的旗帜就映入了眼帘。风把旗帜吹起来，太极图案看起来变幻莫测。他好奇地转过头问："岐伯爷爷，这些旗帜上的图案是什么啊？"

　　岐伯爷爷摸着地丁猫的脑袋，慈祥地笑着说："孩子，这是阴阳国的标志！这个图案是太极图，图案上的黑白代表了阴阳。别小瞧这小小的黑白圆圈，它是我国星象占卜师根据一年的太阳影子变化而精心绘制的。我们可以把所有事物用阴阳来分类，但阴阳也不是绝对区分的，就像这太极图，阴中有阳、阳中有阴，你中有我、我中有你，阴阳之间相互依存、此消彼长。这个小小的图案蕴含着万事万物的规律和我们日常生活的平衡与法度，是天地万物发生发展的根本法则所在。"

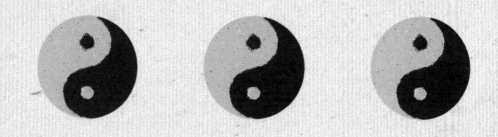

　　地丁猫若有所思地点点头："原来小小的图案里蕴含了这么多奥秘，阴阳国也太有趣了！我要跟随岐伯爷爷去更多地方学习更多有趣的知识！"

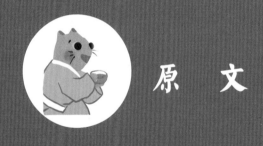

原 文

阳气者，若天与日，失其所，则折寿而不彰，故天运当以日光明。

——《素问·生气通天论》

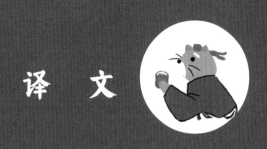

人体的阳气，如同天上的太阳一样重要。假如阳气不能发挥正常作用，人的寿命就会减损，生命机能亦会暗弱不足。所以自然万物的运动，是因太阳的光明普照而显现出来的。

故 事

　　清晨，太阳从庭院上方缓缓升起，微风吹拂着每一个角落。此时，岐伯爷爷正坐在院子的摇椅上晒太阳，地丁猫抬手遮住有些耀眼的阳光走过去："岐伯爷爷，原来您在这里晒太阳呀！"

　　岐伯爷爷眯着眼睛很舒服地伸展着身体回答道："适当晒太阳很有好处，可以激发人体阳气。"

　　地丁猫好奇地问道："阳气跟太阳有关吗？"

　　岐伯爷爷说："哈哈，问得好！那我们要从什么是'阳'说起。我们先来看看'阳'字在最开始的时候是怎么写的。'阳'字本义为太阳，左边为三个叉形，代表险峻的大山；右上方是一个日，代表太阳逐渐从山上升起；下边放着一张桌子，代表古人拜神时用的石台。三者连在一起，说明此时的太阳已经上升到了祭台的正上方，人们聚集在山下祭祀祖先和神灵。太阳

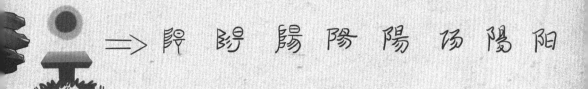

散播光明，无物能抵，对大自然非常重要。太阳从东方升起，从西方落下，山南为阳，山北为阴。因此山南受到的日照比山北更充足，山南的植物比山北的植物更茂盛。久而久之，'阳'就有了抽象的含义，它代表具有某种共同特性的一类事物。地丁猫，你说一说，太阳重要吗？"

地丁猫认真思考了一会儿说："没了太阳就没有了日照，植物的光合作用就不能正常进行，也不能产生氧气；地球没有了温度，植物就不复存在了……天哪！如果没有了太阳，地球上应该也不会存在生命了，甚至整个太阳系都不会存在了。"

岐伯爷爷回答道："地丁猫，你说得很对。阳气对于人体而言，就像太阳对于大自然一样重要。阳气的强弱会影响生命的质量和长短。"

原 文

阳气者，精则养神，柔则养筋。

——《素问·生气通天论》

译　文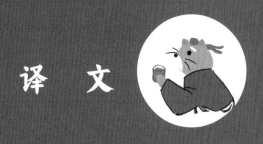

　　人体的阳气，可以温养精神，使精神聪慧，又能温养筋脉，使诸筋柔韧灵活。

故　事

　　地丁猫接着问道:"那么岐伯爷爷! 阳气这么重要, 它有什么功能呢? "

　　岐伯爷爷笑着启发地丁猫:"想一想, 阳光充足的地方有什么特点啊? "

　　地丁猫不假思索地回答:"暖和! "

　　岐伯爷爷笑着说:"对! '阳'可以代表热能! 除此之外太阳还有什么特点? "

　　地丁猫答道:"能够带来光明! "

　　岐伯爷爷点点头说:"没错, 明亮的事物也可以用'阳'来表示。"

　　地丁猫说:"岐伯爷爷, 我观察到, 烧开水的时候, 锅里翻滚得非常剧烈, 这也是'阳'的一种表现吗? "

　　岐伯爷爷回答道:"是的, 温暖、明亮、活跃都是'阳'的属性, 除此之外它还能代表兴奋、积极、上升、外露等特征。总之，具有显性的、运动的、温热的、上升的等特征的事物，都可以用'阳'来概括。"

地丁猫总结道："所以'阳气'是指具有运动、温热、上升特性的，维持人体生命活动的'气'，对吗？"

岐伯爷爷点头道："没错，具体而言，阳气在外可以温煦体表，维持体温，防御外邪侵入体内；阳气在内可以温养肢体筋脉，温煦五脏六腑，让我们充满活力。"

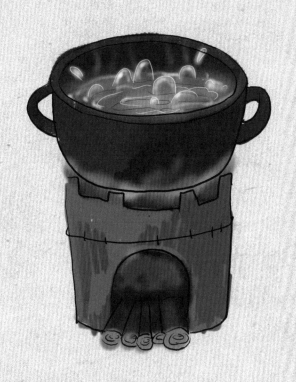

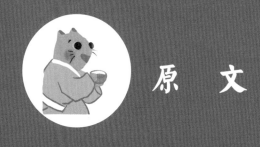

原　文

故阳气者，一日而主外，平旦人气生，日中而阳气隆，日西而阳气已虚，气门乃闭。

——《素问·生气通天论》

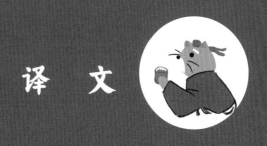

　　人体的阳气，白天运行于体表：早晨的时候，阳气开始升发，到了中午，阳气最为旺盛，太阳西落的时候，体表的阳气逐渐虚少，汗孔也开始闭合。

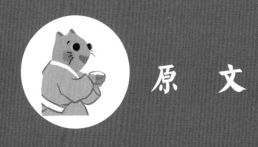

原　文

　　夫百病者，多以旦慧昼安夕加夜甚。

——《灵枢·顺气一日分为四时》

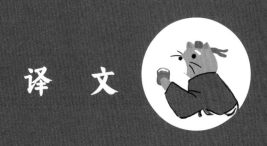

　　各种疾病，病人大多是早晨感觉神气清爽，白天较为平缓安和，傍晚病情加重，夜间最严重。

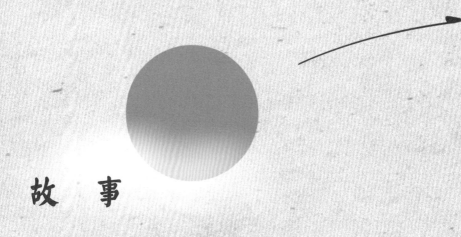

故　事

　　地丁猫在阴阳国的这段时间，有时随岐伯爷爷上山采药，有时跟岐伯爷爷外出游医，快乐地享受自然和四季。

　　这天早上，已经到了上山采药的时间，岐伯爷爷见一点儿动静也没有，便打开了地丁猫的房门。此时的地丁猫正裹着被子，缩成一团。

　　岐伯爷爷赶紧走上前问："地丁猫，怎么了？生病了吗？"

　　地丁猫委屈地说："这几天太冷了！冷得不想起床！"

　　岐伯爷爷哈哈大笑道："勇敢一点！起来吧，孩子！随我一起上山去！记得穿件外套，不过到了中午，没准你就会热得要脱掉。"

　　地丁猫躺在床上忍着凉意，咬着牙从被子里钻了

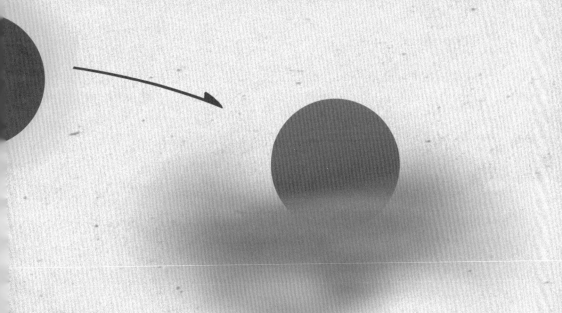

出来，迅速穿好衣服、洗漱完毕，背着小药篓，跟着岐伯爷爷上山了。

地丁猫疑惑地问："岐伯爷爷，现在温度这么低，您为什么说，中午我会热得脱掉外套呢？"

岐伯爷爷笑眯眯地问："现在是什么节气呀？"

地丁猫仔细想了想前几日刚刚参加了祭月典礼[①]，拍着脑门儿说道："秋分啊！现在刚过秋分！"

岐伯爷爷点点头："是的，从秋分这一天起，咱们的气候主要呈现三大特点。第一个特点，阳光直射的

---

① 祭日典礼：秋分曾是传统的"祭月节"。古有"春祭日，秋祭月"之说，现在的中秋节是由传统的"祭月节"而来。据考证，最初"祭月节"是定在"秋分"这一天的，不过由于"秋分"在农历八月里的日子每年不同，不一定每一次都有圆月，而祭月无月则会大煞风景。所以，后来人们就将"祭月节"由"秋分"调至"中秋"。

位置继续由赤道向南半球推移，北半球昼短夜长的现象将越来越明显，白天逐渐变短，黑夜变长，直至冬至，达到黑夜最长，白天最短；第二个特点，昼夜温差逐渐加大，幅度在 10℃ 左右；第三个特点，气温逐日下降，一天比一天冷，逐渐步入深秋季节。而南半球的情况则正好相反。"

地丁猫挠了挠头，似懂非懂。

岐伯爷爷补充道："简单来讲就是，早晨太阳从东边升起，气温开始升高；到了正午时分，太阳直射地球表面，气温升至顶峰；下午太阳慢慢降落，随着气温也开始降低。夜晚时间越长，昼夜温差越大，所以，秋分时，早上你冷得不愿意起床，中午你却会热得脱下外套！"

眼看太阳从东边慢慢爬到了脑瓜顶上，这一早上的采药任务也快结束了。果不其然，随着气温慢慢升高，地丁猫又热又渴，衣服也脱得只剩下一件薄薄的单衣。

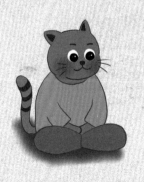

地丁猫转过身，竖起大拇指："岐伯爷爷！您真是料事如神啊！"

岐伯爷爷笑道："哈哈，傻孩子，这不算什么神仙本事，你只要掌握大自然的气候规律，对这些就会了如指掌！其实，这个规律无处不在，只不过在这个时节分外明显罢了！"

地丁猫想了想问："这一天的气温变化和太阳有如此之大的关系，那人体阳气的变化呢？是不是也和自然气候十分相似呢？"

岐伯爷爷回答："人体的阳气可以抵御外邪，阳气的消长和太阳的升起落下十分相似。天亮了，人体的阳气开始升发生长；中午，阳气最旺盛；下午太阳慢慢西下，阳气逐渐减少，人体的汗孔也随之关闭。所以，你早晨觉得冷，中午觉得比较暖和，而到了晚上又觉得冷。这个现象除了和气温变化有关，也和人体的阳气变化有关。"

地丁猫醍醐灌顶："我知道啦！难怪我每次感冒的时候，总觉得早晨起来鼻塞、头疼的症状特别严重，中午症状会稍稍减轻，可随着太阳落山，症状又逐渐加重了。原来是因为阳气——保卫人体之气是随着昼夜的节律变化而变化的呀！"

岐伯爷爷赞许地说："哎呀！地丁猫真会举一反三，人体的睡眠、心跳、呼吸、体温、血压等，无一不在阳气和昼夜节律的作用下维持其正常状态！"

岐伯爷爷和地丁猫的笑声回荡在山间的小路上，两人也在一问一答中快乐地结束了今天的采药之旅。

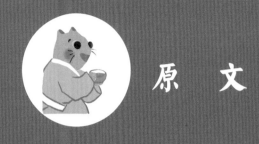

原　文

寒极生热，热极生寒。

——《素问·阴阳应象大论》

译　文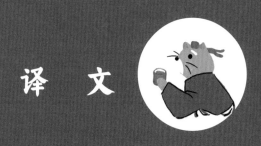

物极必反。寒到极致就会转变为热，热到极致就会转变为寒。

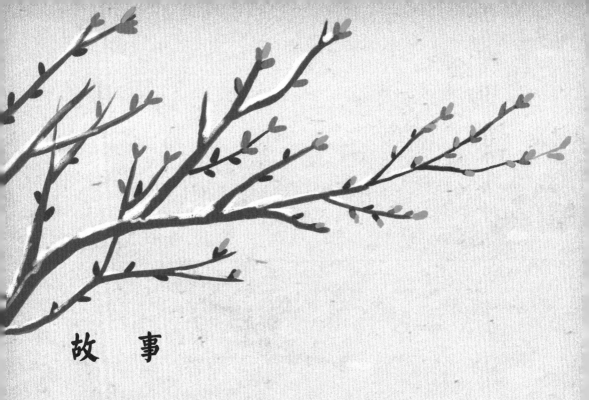

故　事

　　不知不觉，地丁猫已经来到阴阳国一年了。这段时间，地丁猫感受自然、探求哲理、学习生活本领，也领略着中医药的奥妙。

　　冬天的细雪敲打着窗户，在天地之间建筑了一道银色的走廊。冰雪消融后，天气乍暖还寒，万物渐渐从沉睡中苏醒过来。

　　穿着厚实的衣服，地丁猫没走几步就微微有了汗意。他看着眼前春回大地、万物复苏的景象，感叹道："岐伯爷爷，你看这大自然多神奇，冬天尽管冰寒彻骨，但它总会过去！春天一定会来到！"

　　岐伯爷爷说："这让我想到了《黄帝内经》中所说'寒极生热，热极生寒'。这句话有物极必反的意思，比如咱们有个成语叫'否极泰来'，'否'与'泰'其实是《周易》六十四卦中的两个卦名。意思是说，恶运到了尽头，好运就来了，形容情况坏到极点就会向好的方向转化。你再看看太极图的阴阳鱼，它们也说明了互相对立的阴阳在一定条件下是可以相互转化的。所以，寒冷到头了，温暖就离我们不远了！"

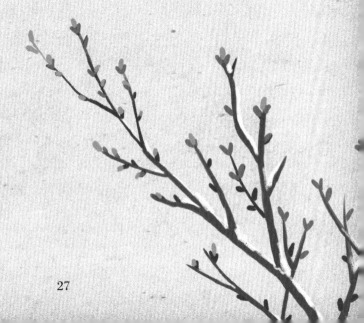

天地五方

　　五方是指东、南、西、北、中五个方位。此篇将介绍《黄帝内经》中五方的地理、气候特点，这属于"因地制宜"理论的一个重要内容。

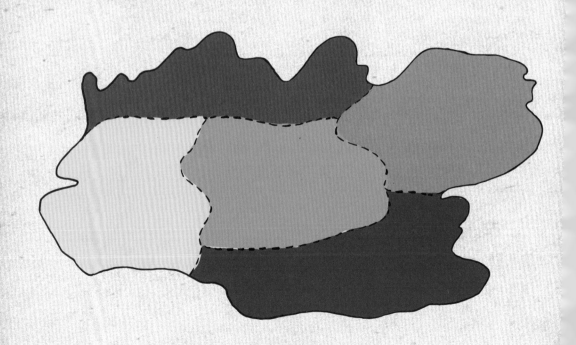

"因地制宜"最早出现在《吴越春秋·阖闾内传》:"夫筑城郭,立仓库,因地制宜。"意思是说,根据各地的具体情况,采取行之适当的措施。那么,在中医理论中"因地制宜"可以理解为,由于地理环境及自然气候特点的不同,不同地域的人们所患疾病的特点也不相同,应采取不同的治疗方法,这是"天人相应"的重要内容。

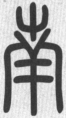

原　文

故东方之域，天地之所始生也，鱼盐之地，海滨傍水。

——《素问·异法方宜论》

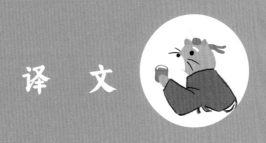

译　文

东方之地，类似春季天地始生之气，靠海傍水，气候温和，是出产鱼和盐的地方。

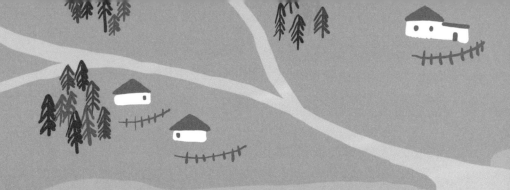

故　事

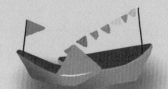

　　地丁猫在屋子里发现了一张巨大的地图，于是好奇地问："岐伯爷爷，这是阴阳国的地图吗？"

　　岐伯爷爷回答道："没错啊！"

　　地丁猫又问："这张地图上为什么有五种不同颜色的区域呢？"

　　岐伯回答说："因为我们阴阳国土地富饶，幅员辽阔，在东、西、南、北、中这五方都有分布，并且各有特色。你看，绿色的那片属于东方之地。"

　　地丁猫兴奋地说："东方我知道！太阳从东方升起。"

　　岐伯爷爷说："对！太阳从东方升起后，天就亮了，公鸡会打鸣，人们也从睡梦中醒来，开始一天的劳作。所以，东方有着'生长'和'万物复苏'的意

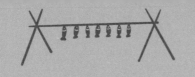

思。地丁猫你想想，这种'万物复苏'的场景和哪个季节有点儿像啊？"

地丁猫十分肯定地答道："春天！"

岐伯爷爷接着问："春天是什么颜色呢？"

地丁猫说："绿色！春回大地，万物复苏，小草都探出了脑袋，小树也冒出了新芽！"

岐伯爷爷说："没错！你看咱们地图上东方之地就是绿色！"

岐伯爷爷接着说："除此之外，你看这地图上的东方之地，地处海滨而接近于水，那里多为渔村和海岛。你猜猜那里的人大多数从事什么工作呢？"

地丁猫的脑海里浮现出渔民伯伯的身影，答道："应该是出海捕鱼的人比较多，对吗？"

岐伯爷爷竖起了大拇指说："哈哈，你真聪明，东方之地是出产鱼和盐的地方。"

原　文

西方者，金玉之域，沙石之处，天地之所收引也。

——《素问·异法方宜论》

译 文

　　西方之地，盛产金玉，遍地沙石，这里的自然环境，类似秋季之气，肃杀收敛。

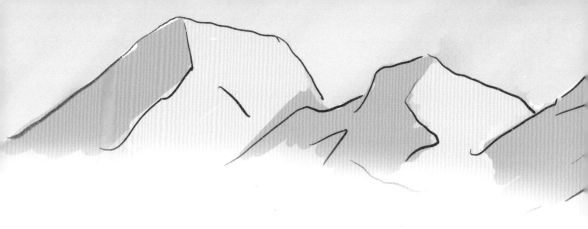

故　事

　　地丁猫看着地图的另一边问道："这片白色的地方是哪里呢？"

　　岐伯爷爷说："你随我一同来看看就知道啦！"

　　只见岐伯爷爷长袖一挥，地丁猫的眼前浮现出一片白雾。地丁猫急忙揉了揉眼睛，以为是自己眼花了，结果定睛一看，发现自己居然已经来到了沙漠！

　　地丁猫惊讶地说："岐伯爷爷！您简直是位仙人啊！居然一眨眼就能把我带到沙漠！"

　　岐伯爷爷摸着自己长长的胡须笑道："哈哈！地丁猫，这就是西方之地，你看看西方之地有什么特点？"

　　地丁猫看看鞋子里的沙子说："这里是沙漠啊！沙石很多，应该比较干旱吧？"

　　岐伯爷爷说："是的，西方之地因为植被比较稀

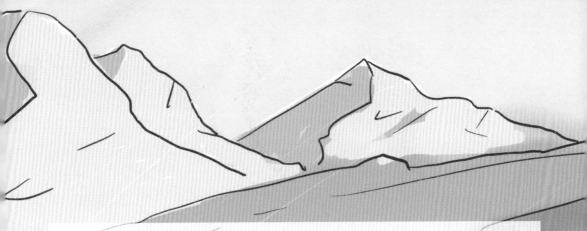

少，所以沙质土壤较多。地质特点是多山、多旷野，盛产金玉，遍地沙石。这里是一派收敛萧瑟的景象。"

地丁猫疑惑地问："什么叫'收敛萧瑟'？"

岐伯爷爷回答："收敛萧瑟一般用来形容秋季的景象。秋风乍起，落叶归根，河水东流，孤夜月明。此时的大自然已不像春夏的一派蒸蒸日上之貌，反而会给人一种悲凉寂寥的感觉。落叶归根可以理解为'收敛'，树叶的落下是一种自然现象。"

地丁猫说："我明白了，西方的地理特征给我们一种收敛萧瑟的感受。"

岐伯爷爷说："是的，大自然总是带给我们各种各样的感受，我们把具有相同属性特征的事物归为一类，再进行总结，这样就能够帮助我们了解自然规律。"

地丁猫若有所思地说："所以，中医里有很多理论都源于自然，并与自然息息相关。"

岐伯爷爷点点头："没错，这个又叫'天人相应'。"

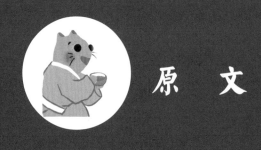

原 文

　　南方者，天地所长养，阳之所盛处也，其地下，水土弱，雾露之所聚也。

——《素问·异法方宜论》

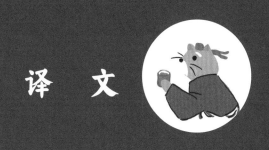

　　南方之地，像阳气隆盛而万物繁茂的夏季一样，天气炎热，是阳气最盛的地方，地势低下，水土薄弱，因此雾露经常聚集。

故　事

　　岐伯爷爷话音刚落，地丁猫眼前又起了一片白雾，定睛一看，他们已经回到了岐伯爷爷的屋子里。

　　岐伯爷爷说："地丁猫，你猜猜红色是什么地方？"

　　地丁猫说："红色是火和血的颜色，看到红色就容易想到喜庆、火热、幸福、豪放、吉祥、轰轰烈烈、激情澎湃等，所以这里应该是一个……是一个……"

　　地丁猫支支吾吾说不出所以然来。

　　岐伯爷爷笑着说："是一个天气比较炎热的地方！对吗？"

　　地丁猫赶紧说："是的！是的！"

　　岐伯爷爷说："红色的这片区域代表着南方。"

　　地丁猫接着问："南方除了炎热还有什么特点吗？"

　　岐伯爷爷回答道："南方之地，有如夏季，年平均气温比较高，甚至有的地方一年四季都能维持在 20℃

以上，在这样的气候条件下，自然万物旺盛繁茂，一年四季繁花盛开。地势低的地方水资源是非常丰富的，因此南方空气湿度较大，白天气温较高，水受热蒸发，夜间低温又使水蒸汽凝聚为雾露。所以，南方夏天容易出现'桑拿天'。"

地丁猫说："那住在南方的人是不是比住在北方的人更容易出汗？"

岐伯爷爷回答说："没错，南方人腠理①较北方人更疏松，所以，不同地方的人患同一种疾病，往往采用不同的疗法。"

---

① 腠理：即肌肉和皮肤的纹理。"腠"指肌肉的纹理，又称"肌腠"，即肌纤维间的空隙；"理"指皮肤的纹理，即皮肤之间的缝隙。腠理是渗泄液体，流通和合聚元气的场所，有防御外邪侵袭的功能。

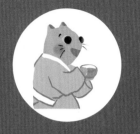

原 文

北方者，天地所闭藏之域也，其地高陵居，风寒冰冽。

——《素问·异法方宜论》

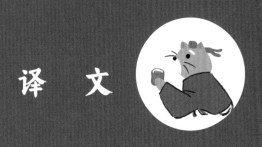

北方之地，类似冬季天地闭藏之气，地势高，多丘陵，风寒冰冽。

故　事

　　地丁猫主动拿起地图说："让我来猜猜这最后两块地域，一个黑色，一个黄色。按照前面的推理，这黑色的地方恐怕就是北方吧！"

　　岐伯爷爷笑眯眯地说："你小子挺有能耐啊！怎么知道是北方的？"

　　地丁猫骄傲地说："以前我的爷爷教过我五色跟五行的对应关系——木对应绿色，火对应红色，土对应黄色，金对应白色，水对应黑色。那么依照前面的推论，我猜黑色代表北方！"

　　岐伯爷爷说："不错！不错！那我再考考你，你能推断出北方之地的特点吗？"

　　地丁猫用手托着下巴，仔细地思考："既然与五行相对应，那么水的特性应该是……有了！在《尚书·洪范》里面写到过'水曰润下'，'润'就是滋

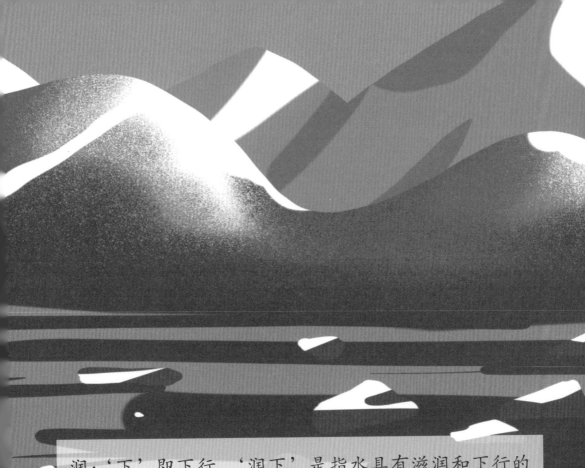

润；'下'即下行，'润下'是指水具有滋润和下行的
特性，具有滋润、下行、寒凉及闭藏等性质或作用的
事物和现象，都归属于水。所以，北方应该经常处在
风寒冰冽的环境中，对不对？"

岐伯爷爷拍手称赞道："完全正确！自然界的风
寒之气始于北方，北方地势较高，人们依山陵而居
住。地势高的地方气温低、热量不足，同时，那里降
雨较少，气候比较干燥。北方之地自然气候与冬季
类似，具有闭藏的特点，所以北方人较南方人不易出
汗，腠理相对比较致密。为了抵抗严寒，北方人喜欢
吃一些蛋白质丰富的食物，例如肉、蛋、奶等。"

原 文

中央者，其地平以湿，天地所以生万物也众。

——《素问·异法方宜论》

译 文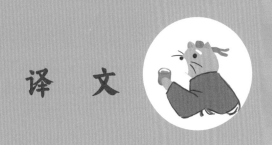

　　中央之地，气候如长夏^①，万物繁荣茂盛。地势平坦，气候湿润，物产丰富。

---

① 长夏：长夏为阴历六月，雨水较多，湿气较盛，万物化实，五行属土。

故 事

地丁猫继续问："东西南北都说完了，那这最后一方叫什么呢？"

岐伯爷爷说："最后一方称为'中央'。"

地丁猫疑惑道："中央？中央有什么特点？"

岐伯爷爷慢慢引导地丁猫："中央是黄色，黄色是'土'的颜色，所以中央的特点是'土'！"

地丁猫受到了启发："'土'代表大地，土地能承载化育万物。春天播种，经过土壤的孕育，可以收获成熟的果实。所以，凡是具有包容、储藏、融合、承载、生化、受

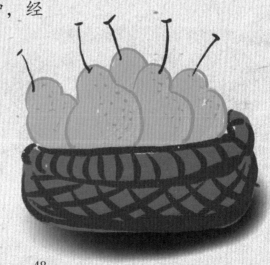

纳等性质的事物和现象，都归属于土。"

　　岐伯爷爷点点头："是的，中央之地，随着地势趋缓，水流变慢，河流中夹杂的泥沙土壤逐步沉淀下来，久而久之便形成了平原。而这些沉积下来的泥沙和土壤含有较多的矿物质和有机物，能长养万物。再加上气候寒温适宜，中央地域物产丰富，生活在这里的人们，也较为安逸。"

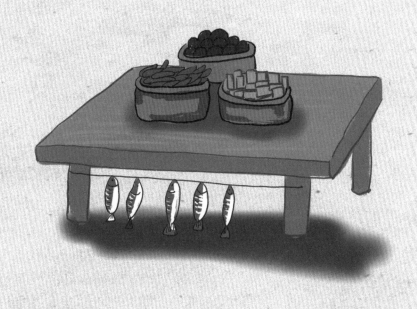

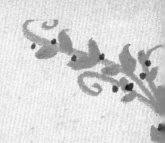

自然四季

　　此篇将给大家介绍《黄帝内经》中的四季特点和每个季节所对应的养生知识，这属于"因时制宜"理论的一个重要内容。

　　"因时制宜"最早出现在《淮南子·氾论训》，意思是指根据不同时期的具体情况，采取适当的措施。用于中医理论，则专指四时气候的变化，对人体的生理功能和病理变化产生的影响，根据

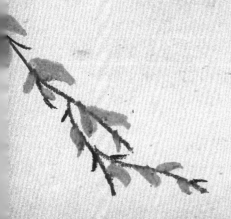

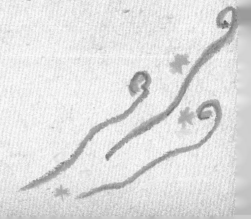

不同季节气候特点，来考虑治疗用药的原则，即为"因时制宜"，这同样也是"天人相应"的一个重要内容。

原　文

春三月，此谓发陈，天地俱生，万物以荣，夜卧早起，广步于庭，被发缓形，以使志生。

——《素问·四气调神大论》

译　文

　　春季的三个月是万物复苏、推陈出新的季节。自然界呈现出一派生机勃勃的景象，草木生枝长叶，万物欣欣向荣。人们应该晚睡早起，起床后在庭院里缓缓散步，披散着头发，穿着宽松的衣物，不使形体受到拘束，以便意志随着春天万物的升发而舒畅活泼、充满生机。

故 事

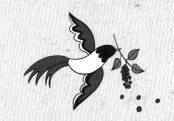

　　地丁猫早晨起床到庭院中散步，一簇簇迎春花的黄色花蕾缀满了枝头。在交错的枝条下，嫩绿的野草，随着微风轻轻地摇晃着。远处紧靠房檐的地方点缀着几朵天蓝色的小喇叭花，仿佛吹着一首欢乐的迎春曲。庭院那头一改往常的安静，传来一阵欢声笑语，仔细一看，是几位美丽的女子，披散着头发，穿着素色宽大的衣衫，有说有笑地赏春，时而阔步前行，时而嬉笑打闹，好不热闹。地丁猫觉得好奇，这么早就来院子赏春了？正觉得纳闷时，他看见岐伯爷爷从远处走来，身后背着小竹筐。

　　地丁猫问道："岐伯爷爷，您这是要上山采药吗？我跟您一块去！"

　　岐伯爷爷说："哈哈，我都已经回来啦！"

　　地丁猫惊讶地说："这么早呀！您的作息时间真是和大自然同步呢！"

　　岐伯爷爷回答道："春天到了，万物复苏，天亮得早，人也应该早点起。你忘了？这叫'天人相应'！"

　　地丁猫点点头："嗯！岐伯爷爷，您看远处有几位美丽的女子。这庭院，往常是十分安静的，春天一来，清晨就已经这么热闹了。我刚才还纳闷，现在算是明白了，她们跟您一样——与大自然的节律同步了！"

岐伯爷爷将着胡须哈哈大笑："孺子可教也！孺子可教也！"

地丁猫却还有疑惑："但是我有一点不太明白，您看，这几位女子并非穿戴整齐，都披散着头发，穿着素色宽大衣衫，这是为什么呢？"

岐伯爷爷说："春天是升发的季节，万物皆需升发，你能束缚它吗？"

地丁猫摇摇头："不能。"

岐伯爷爷说："所以，披散着头发，穿着宽大衣衫，为的是将头发跟自己的身体一样舒缓开来。同时，我们还要散散步，这样能使精神情志舒展，充满生机，和春天的气息相呼应。"

地丁猫摸摸脑袋说："岐伯爷爷我懂啦，在春天，我们对待自己的身体要像对待初生的事物一样，让它舒缓生长。"

岐伯爷爷赞同地点了点头。

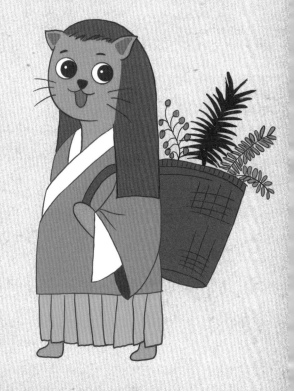

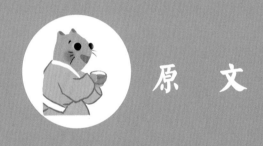

原　文

夏三月，此谓蕃秀，天地气交，万物华实，夜卧早起。

无厌于日，使志无怒，使华英成秀，使气得泄，若所爱在外，此夏气之应，养长之道也。

——《素问·四气调神大论》

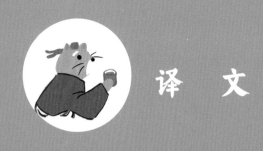

译　文

在夏季的三个月，自然界呈现出一片繁荣秀丽的景象。由于天地阴阳之气相互交通，很多植物开花结果，长势旺盛。为了适应这一环境，人们应该晚睡早起。

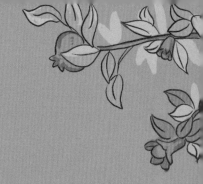

　　不要厌恶白天太长，抱怨天气太热，应该保持心情愉快，不要轻易激动和恼怒，让精神像鲜花盛开那样旺盛充实，使腠理保持阳气的宣通，使人的心情舒畅外向，精神饱满与外界相适应。这是与夏季相应的保养生长之气的道理。

故　事

夏季天气炎热，蝉鸣聒噪，万物繁茂，树枝生长也挡不住烈阳。石榴开花了，红得像火一样，一群群金黄色的小蜜蜂飞来飞去，忙着收集花粉。路旁高大的树木，叶子长得非常茂盛。树旁深绿的草丛中，虫儿嬉戏，蝈蝈唱着动听的歌，蚂蚱弹出悠扬的琴声。草丛上面的花儿，有红的、黄的、紫的，上面还有五颜六色的蝴蝶和蜻蜓翩翩起舞，它们配合得非常默契。一阵风吹来，花儿和草儿都舒展着腰身。

夏天的中午是炎热的，火辣辣的太阳当头照，它像个大火球一样，把大地照得红彤彤的，只要一出去，人就感觉要被烤焦。岐伯爷爷与地丁猫正走在回家的路上。

地丁猫摸摸汗淋淋的后背说："岐伯爷爷，我真的太热了，咱们赶紧回家吧。"

正说着，集市上有两个小贩正在脸红脖子粗地大声吵架，只见其中一位突然昏倒在地，不省人事。岐伯爷爷和地丁猫见状，赶紧走上前去。

岐伯爷爷指挥着大家说："快把人抬到屋里去！"

随后，地丁猫联合众人一起将那昏倒之人抬进阴凉的地方。岐伯爷爷伸手在此人的人中穴上用力按压，没过一会儿，这人便醒了过来。他喘着粗气、眼神迷离，看着一圈人都围着他，好像还不知道发生了什么。

岐伯爷爷向小贩解释道："刚才你在集市上和人激烈争吵，可能是你气急败坏，才导致晕倒了。我们将你抬进了屋里阴凉的地方，紧急施救，你才醒了过来。"

小贩有些吃惊，竟不知道自己是因生气而导致的晕倒。

岐伯爷爷说："现在正是万物繁茂的季节，天气炎热，地气向上蒸腾，如果此时动怒，就很容易因气机失调而晕倒，切记要保持心情愉快，不要再生气了。"

小贩连忙起身道谢，围观者都对岐伯爷爷竖起大拇指，十分佩服。

地丁猫好奇地问："岐伯爷爷，您刚才按压的穴位叫什么呀？"

岐伯爷爷说："那是人中穴，又名水沟，位于鼻柱下，属于督脉，在人中沟的上1/3与下2/3的交点处。它具有醒神开窍等功用，一直以来都被用作急救的首选要穴。"

地丁猫点点头："我记住这个穴位了！岐伯爷爷，您刚才告诉那位晕倒的人，夏季不应动怒，那夏季还有什么其他需要注意的生活习惯吗？"

岐伯爷爷说："夏季白天比夜晚长，天亮得早、黑得晚，所以我们应该晚睡早起。夏季天气炎热，太阳辐射产生了很多的热量，到晚上也不会退去。有人觉得太热，想一直待在阴凉的地方，怕晒太阳会出汗，其实这是不利于人体健康的。夏天时，身体适量出汗能使体内阳气宣通，开泄于外。"

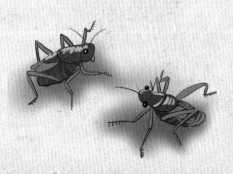

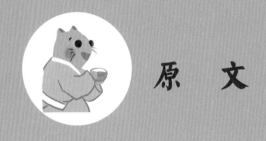

秋三月，此谓容平，天气以急，地气以明，早卧早起，与鸡俱兴。

使志安宁，以缓秋刑，收敛神气，使秋气平，无外其志，使肺气清。

——《素问·四气调神大论》

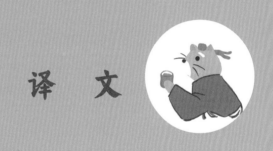

　　秋季的三个月，是生长平定、收获的季节。此时天高气爽、秋风急劲，地气清肃明朗。这时，人们应该早睡早起，清晨应随着雄鸡的鸣叫而起床。

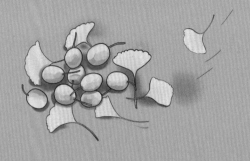

　　使精神安定宁静，防止秋季肃杀之气的干犯，神气收敛不妄耗，使秋季肃杀之气得以平和，使神志平静不外驰，使肺气得以清肃。

故 事

　　阴阳国的夏天过得很快，就好像是睡了一觉，做了一场短而轻的梦，闭眼的时候还是盛夏，睁眼已经到了初秋。

　　秋日的天空中，白云像弹好的羊毛，慢慢地飘浮着。阳光温暖地洒在小朋友的身上。秋风一吹，路边枯黄的树叶像一只只蝴蝶从空中飘落。树叶落在地上，给大地铺了一层金色的地毯。菊花绽放开来，红的如火，白的像雪，黄的若金，送来一阵阵清香。田野里，稻谷弯下了腰，棉花笑咧了嘴，高粱涨红了脸，瓜果飘香，一派丰收景象。

　　如果说春夏是一个向外升发的过程，那么秋冬就是一个向内敛藏的阶段。秋天的丰收与内敛之象遥相呼应，我们在秋天收获果实的同时，也要"休养生息"，不能让精力一味向外、无休止地耗散，我们不仅要把自己发散在外的阳气和能量收回来，还要把自己的心神、心思也收回来，从春夏的踌躇满志中安顿下来，让自己的情绪渐渐归于平和、神清气爽、心定神安。

中医理论认为，秋天最容易伤及的就是肺。肺气虚，则机体对不良刺激的耐受性下降，容易情绪惆怅低落，心态消极，所以在秋季来临时，要收敛神气，使自己的心志不过于外露，心态保持平和，避开肃杀之气①，从而"以缓秋刑"。这就是秋天的养收之道。

---

① 肃杀之气：形容秋天草木凋零的气氛。

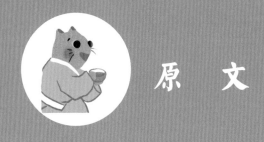

原　文

冬三月，此谓闭藏，水冰地坼，无扰乎阳，早卧晚起，必待日光。

使志若伏若匿，若有私意，若已有得，去寒就温，无泄皮肤，使气亟夺，此冬气之应，养藏之道也。

——《素问·四气调神大论》

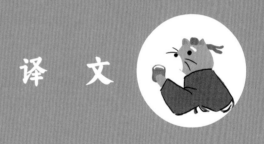

冬季的三个月，是万物闭藏的季节，呈现水冰地裂的寒冷景象。这时，人们要适应冬季的特点，不要扰乱阳气，应该早睡晚起，早晨要等待太阳升高后再起床。

使精神内守伏藏而不外露，好像怀有隐情而不外泄那样，保持若有所得的心态。同时，要避免寒气的侵袭、保持温暖，但不要因过暖而使皮肤汗泄，导致阳气劫夺。这是与冬气相适应的保养"藏气"的道理。

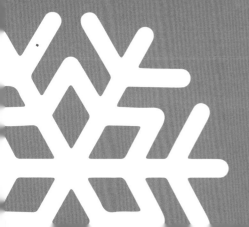

故　事

　　伴随着气温的骤降，年终岁末越来越近，风中封藏着冬天独有的冷冽，扰得人们不愿出门，留恋屋中的暖意。街旁的树木早已没了叶子，只剩下光秃秃的树干。一切都睡了——花儿谢了，向大地收回了红裙绿衫；燕子飞走了，只留下它的小窝；杨柳收回柔软的枝条，洒给大地一片冷漠。冬季的白天总是很短暂，等不到晚上，只在傍晚时分天就已经黑了。

　　寒冬的一天早晨，地丁猫穿着厚厚的棉袄，哈着气、搓着手，看着几乎无人的街道问："岐伯爷爷，怎么到了冬天整个人都懒懒的？懒得起床，懒得劳作，懒得出门……"

　　岐伯爷爷笑道："你所说的'懒懒的'状态正是冬

天带来的。冬天是一个生机潜伏、万物闭藏的季节。水结成冰和动物冬眠都是闭藏的状态，这时，白天时间短，夜间时间长，人要早睡晚起，待到阳光照耀大地时起床最好，并且也不要过于操劳和辛苦。由于冬天万物凋零、冰冻雪盖，气候比较干燥，进入冬季时，人体的阳气如果不足，则很难抵御寒气的侵袭，容易生病。所以，我们要像保守秘密一样保守体内的阳气，不要轻易惊动阳气。懒懒的状态正好与冬天这个时令相呼应。"

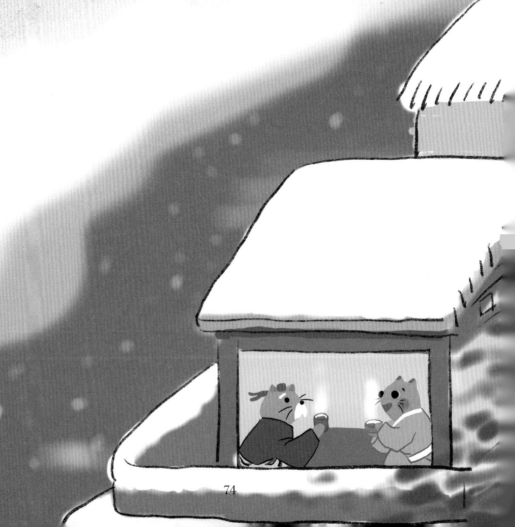

春生、夏长、秋收、冬藏，四季之间，季季相关，并且与人体活动关系十分密切，做好四时养生对预防疾病及强身健体至关重要，人们应该顺应四季的变化做好养生调护，始终把握四季休养生息的原则。生命的自然规律无法逆转，我们能做的只是从头到脚细心呵护，由内到外精心保养，将疾病拒之门外，让生命与健康一路同行。

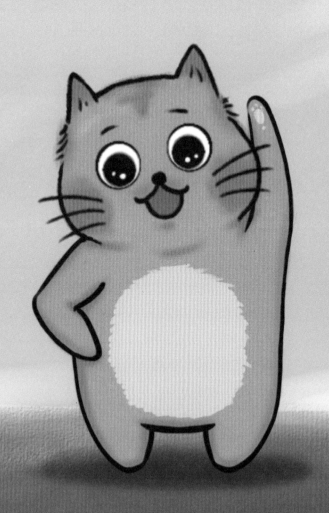